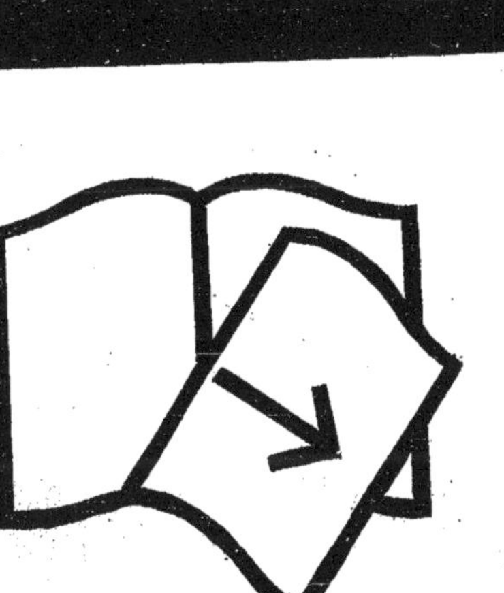

Couverture inférieure manquante

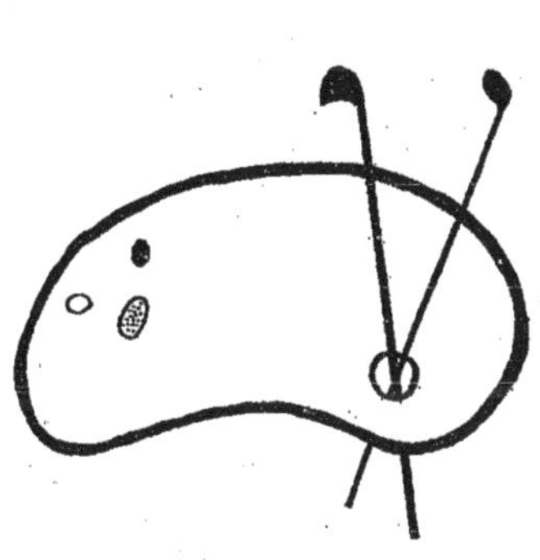

ORIGINAL EN COULEUR
NF Z 43-120-8

THÉOPHILE ROUSSEL

NOTICE HISTORIQUE

Lue en séance publique le 10 décembre 1904

PAR

M. GEORGES PICOT

SECRÉTAIRE PERPÉTUEL
DE L'ACADÉMIE DES SCIENCES MORALES
ET POLITIQUES

PARIS

LIBRAIRIE HACHETTE ET Cⁱᵉ

79, BOULEVARD SAINT-GERMAIN, 79

1905

THÉOPHILE ROUSSEL

NOTICE HISTORIQUE

Lue en séance publique le 10 décembre 1904

COULOMMIERS

Imprimerie Paul Brodard.

THÉOPHILE ROUSSEL

NOTICE HISTORIQUE

Lue en séance publique le 10 décembre 1904

PAR

M. GEORGES PICOT

SECRÉTAIRE PERPÉTUEL
DE L'ACADÉMIE DES SCIENCES MORALES
ET POLITIQUES

PARIS

LIBRAIRIE HACHETTE ET Cie

79, BOULEVARD SAINT-GERMAIN, 79

1905

THÉOPHILE ROUSSEL

NOTICE HISTORIQUE

Messieurs,

Au milieu d'une société lassée où tant d'hommes se plaisent à douter d'eux-mêmes, où, pour s'épargner toute peine, on tient tout effort pour stérile, ne convient-il pas, surtout en cette enceinte, de faire entendre, au nom de la morale et de l'histoire, le récit d'une vie très simple tout entière consacrée au devoir, mêlée aux agitations des partis, en demeurant étrangère à leurs passions, ne cherchant dans les travaux du Parlement qu'un moyen de réaliser de grandes réformes, ne poursuivant en une singulière unité, au-dessus de tous les calculs vulgaires, qu'une seule ambition, celle de faire avancer la civilisation à l'aide de quelques lois longuement conçues et défendues avec une merveilleuse ténacité.

Député à l'Assemblé législative à trente-trois ans, vivant pendant les dix-huit années de l'Empire dans la retraite la plus digne, élu en 1871 par le département où il était né, et ne cessant pas jusqu'à sa mort de défendre les idées auxquelles il mettait son honneur à demeurer fidèle, Théophile Roussel a donné aux politiques un rare exemple de persévérance et de désintéressement. Son existence doit servir de leçon aux ambitieux et aux égoïstes : en ne cherchant qu'à faire du bien à ses contemporains, en ne pensant qu'aux autres, il a forcé l'estime et conquis le respect.

Théophile Roussel est né le 27 juillet 1816, à Saint-Chély-d'Apcher, dans cette partie aride et sauvage de la Lozère voisine de l'Auvergne, où il semble que la dureté du sol ait trempé les caractères. Son grand-père avait exercé le rude métier de médecin de campagne et laissé dans le pays un souvenir de bienfaisance et de bonté dont son père, fidèle à la profession paternelle, avait recueilli l'héritage. Par son père comme par sa mère, les souvenirs des ascendants remontaient très loin, formant autour de la souche, dont il était issu, ces relations entre les moindres incidents de l'histoire locale et les siens, qui sont, dans nos provinces, la noblesse des familles bourgeoises. Son enfance s'écoula active et paisible; c'est de sa mère, d'une piété tendre et éclairée, véritable providence pour tout ce qui souffrait dans le pays, qu'il reçut ses premières inspirations de bienfaisance. Ainsi, bien avant qu'aucune leçon pût lui être donnée, il trouvait chez ses parents un enseignement qui devait être ineffaçable, voyant pratiquer auprès de lui, en pleine action, sans jamais de repos, le dévouement aux malades et la charité envers les pauvres. Tout enfant, il accompagnait sa mère et il sentait naître en lui cet attachement filial qui devait devenir le culte de sa jeunesse et le souvenir ému de sa vie. Lorsque furent achevées ses premières études à l'école des Frères, il fallut prendre un parti. Sur sa profession, il n'y avait pas de doute : il devait être médecin. Ses parents se décidèrent à l'envoyer à Paris : le voyage était long et la séparation plus longue encore. En ce temps-là, les vacances ne ramenaient pas les écoliers au pays natal : il devait passer plusieurs années au collège Stanislas; il se souvint toujours de son arrivée; il racontait que son costume et son accent avaient soulevé l'hilarité de ses camarades; dès les premiers jours, sa vigueur physique le fit respecter, en attendant que ses succès le missent au premier rang de sa classe. Il retrouvait d'ailleurs sur les bancs du collège un élève, plus jeune que lui, Eugène de Rozière, qu'il avait connu tout enfant, qui devait être l'ami des bons et des mauvais jours. Mme de Rozière accueil-

lait Th. Roussel comme un fils et le jeune
homme trouvait dans ce foyer toujours
ouvert les souvenirs vivants de la Lozère.
L'intimité des deux jeunes gens se resser-
rait d'année en année. A l'heure où Eugène
de Rozière entrait à l'École de droit, Théophile Roussel suivait depuis deux ans les
cours de la Faculté de médecine.

Tandis que l'étudiant en droit, sous les
auspices de son savant aïeul Pardessus,
s'initiait à une science que son érudition
devait honorer, l'étudiant en médecine se
reposait des cours et des cliniques en con-
sultant les livres de son ami; le moyen âge
l'attirait; il aurait voulu partager son temps
entre la médecine et l'histoire. Un voyage
d'Italie fait en commun, à petites journées,
avec des séjours prolongés, causa une joie
sans égale aux deux amis; ce qui fut sans
doute l'emploi d'une seule vacance d'automne
laissa dans leur pensée une trace ineffaçable.

Les souvenirs ne se mesurent pas par le
temps qu'ils ont mis à se graver dans la

mémoire, mais par la durée des impressions reçues en un instant et se prolongeant parfois autant que la vie. La curiosité des voyageurs était très vive et les jetait dans toutes les directions : monuments de l'art, vestiges de l'antiquité, tout les intéressait. Ils revinrent épris d'une étude sur un pape originaire de leur pays natal. Guillaume de Grimoard, qui était devenu pape en 1363, sous le nom d'Urbain V, n'était-il pas issu d'une famille noble du Gévaudan? Pourquoi un enfant de la Lozère n'écrirait-il pas son histoire? Théophile Roussel entreprit les récherches les plus précises et les plus malaisées, dans les archives alors mal classées de nos provinces; il suivit le futur pape au monastère de Chirac où il avait pris la robe de bénédictin, à Toulouse où il reçut le bonnet de docteur, à Montpellier où il professa avec succès, à Auxerre où il fut abbé de Saint-Germain, à Marseille où il gouverna la célèbre abbaye de Saint-Victor, relevant les privilèges, les fondations, les faveurs dont

le pape combla les villes où il avait vécu et
signalant les institutions dont la trace s'est
conservée jusqu'à nous dans les chartes et
dans les livres autant que sur le sol même
de l'ancienne France. Ces recherches, con-
duites avec méthode, poursuivies avec une
patiente sagacité par un jeune homme de
vingt-quatre ans, frappèrent l'Académie des
Inscriptions : dans un rapport étendu,
M. Berger de Xivrey en fit un vif éloge et
ce qu'il en dit permet de regretter que
l'auteur n'en ait publié que des fragments [1].

Les recherches historiques ne le détour-
naient pas de sa profession. L'année même
où l'Académie des Inscriptions lui décernait
une médaille d'or au concours des Antiquités
nationales (30 juillet 1841), il était reçu
comme interne et il méritait au concours le
titre de lauréat des hôpitaux.

Dès son entrée à l'hôpital Saint-Louis, il

---

1. Rapport à l'Académie des Inscriptions au nom de
la Commission des antiquités nationales, par M. Berger
de Xivrey, lu en séance publique le 30 juillet 1841.

fit une découverte. En visitant les hôpitaux
de Lombardie, il avait observé une maladie
étrange que les gens du pays appelaient le
« mal de misère » et qui attaquait à la fois
la surface du corps et les sources de la vie.
Les médecins croyaient jusqu'alors la « pellagre » spéciale à l'Italie et à l'Espagne. Peu
de semaines après son retour d'Italie, frappé
de l'analogie des symptômes, il annonça
qu'il venait de constater un cas dans son
service. L'émotion fut vive dans le corps
médical. Mieux instruit par une étude atten-
tive, il put bientôt constater deux autres
cas et le jeune interne s'empressa de signaler,
dans une Note adressée à l'Académie des
Sciences (17 juillet 1843) l'identité des maladies rencontrées dans l'Italie septentrionale,
dans les Asturies et dans les Landes de Gas-
cogne. Ce qui pour tout autre aurait été une
simple observation fut pour cet esprit attentif
et sagace le point de départ des plus fécondes
études. On persistait à nier l'existence en
France du mal qu'il avait décrit. Poursuivant

son enquête de province en province, inter-
rogeant les médecins de campagne, pénétrant
dans les hameaux les plus reculés, il décou-
vrit des milliers de paysans atteints d'une
affection dont les symptômes paraissaient
aussi bizarres qu'implacables : c'était une
atonie des forces, une altération du sang,
une sorte de scorbut finissant par l'imbécillité
ou la démence. Sous l'effort d'une volonté
que rien ne lassait, il vit le champ de ses
recherches s'agrandir. A mesure que les faits
s'accumulaient, il parvenait à les contrôler
les uns par les autres et peu à peu il eut la
joie de voir éclater la vérité. En 1845, il
publiait un livre sur la pellagre, son origine
et ses progrès. Avec une rigueur de descrip-
tion et une méthode qui ne se démentent
pas, le jeune médecin compare les écrits et
les faits, remonte à la cause et conclut en
accusant l'alimentation presque exclusive
du maïs au milieu d'une vie de misère. Il
allait plus loin, dénonçait le parasite du
maïs qui le rendait toxique et indiquait le

moyen de l'éliminer. Cette étude savante souleva de vives polémiques dans le monde médical, ce qui est le signe et la condition du succès : l'auteur se sentit attaché à son sujet par la lutte non moins que par les suffrages de ses maîtres.

Orfila, qui exerçait alors une autorité incontestée sur la jeunesse, avait été frappé de l'intelligence de son jeune confrère ; il détermina l'Académie de Médecine à lui confier une mission en Espagne. Parti en octobre 1847, il séjourna quelques mois dans les villes ; vers la fin de l'hiver, il remonta vers l'Asturie et poursuivit de village en village l'enquête la plus minutieuse. Ses lettres publiées par l'*Union médicale* donnent idée de l'activité et de la conscience du voyageur. Climat et mœurs de l'Andalousie, hôpitaux de Grenade, Gitanos de Séville, population de Gibraltar, maladies des mineurs dans les mines de mercure qu'aucun Français n'avait visitées depuis Jussieu, recherches ethnographiques afin de retrouver la trace

des Visigoths, tout lui sert de champ d'observations; retenu plusieurs jours par la neige
dans une hôtellerie, que va-t-il faire? il relit
Cervantès et fait une étude médicale sur le
roman de *Don Quichotte*; il rédige les notes
les plus variées, sans perdre de vue l'objet
de sa mission.

Ce qu'il avait pressenti en 1845, l'identité
du mal des Asturies avec celui constaté en
Italie et dans le sud de la France, était
démontré. La cause était confirmée, les
remèdes n'étaient plus douteux, et lorsqu'il
fit paraître les conclusions de son rapport,
l'Académie des Sciences n'hésita pas à les
couronner.

Les dernières semaines de sa mission en
Espagne lui avaient imposé de cruelles
épreuves. Théophile Roussel, passionnément
attaché à la science, n'était pas absorbé par
elle; choqué des abus, épris d'améliorations
sociales, étudiant avec ardeur les maux de
l'humanité afin de les mieux guérir, il aspi-
rait au progrès sous toutes ses formes; le

gouvernement de la France lui semblait alors
vieilli et immobile; comme la plupart des
jeunes gens parmi lesquels il vivait, il souhaitait une Constitution démocratique qui
réalisât son idéal de réformes et de liberté.
C'est au milieu des paysans des sierras
d'Asturies que lui parvint l'écho attardé des
nouvelles de Paris. Son cœur battit en
apprenant que la République qu'il souhaitait
était proclamée. Que faire? Partir, c'était
déserter sa mission. Il n'hésita pas à la
mener jusqu'au terme et ne rentra en France
qu'au printemps de 1848, pour prendre
part aux élections de l'Assemblée nationale.
Il reprit ses travaux, ses études de toutes
sortes, non sans se détourner souvent vers
ses chères montagnes de la Lozère; il y trouvait un accueil d'autant plus vif que la con-
formité de ses opinions et du régime nouveau, la suite de ses succès, les couronnes
décernées par deux Académies, faisaient, de
ce jeune homme de trente-deux ans, une des
renommées de sa province. En mai 1849, il

fut élu représentant de la Lozère à l'Assemblée législative.

En entrant dans les Chambres, il ne cachait ni ses opinions, ni ses desseins. Sincèrement républicain, il entendait poursuivre le vote de lois utiles au peuple. En étudiant de près la condition des ouvriers des campagnes et des villes, il avait observé toutes les causes qui affaiblissent l'organisme; parmi elles ne figuraient alors ni l'alcoolisme, ni la tuberculose, ces fléaux du xx° siècle; mais déjà les maladies spéciales aux industries insalubres, la nécrose des ouvriers allumettiers, l'hygiène publique et privée, les soins de propreté et par-dessus tout l'habitation le préoccupaient. La première proposition de loi et presque la seule à laquelle il s'attacha alors fut la réforme des logements insalubres.

Il n'y a pas de question qui touche plus directement à la vie des hommes. De tout temps les familles pauvres avaient été mal logées; l'entassement des êtres humains se

pressant les uns contre les autres datait de
loin, mais ce phénomène avait pris un caractère tout nouveau avec l'accroissement pro-
digieux des villes; en même temps, les progrès de la science avaient permis, même
avant les révélations de Pasteur, de deviner
l'action toxique résultant du « surpeuple-
ment ». Toutefois le public demeurait sourd
à la voix des publicistes et des savants qui
signalaient à la fois le mal social et les
menaces d'épidémie. Il fallait des secousses
pour réveiller la torpeur. La Révolution
de 1848 appela tout d'un coup l'attention
sur le mal social. Le choléra de 1849 révéla
le danger des contagions mortelles. L'Assemblée législative fut saisie d'une proposition de M. de Melun. Théophile Roussel
déposa à son tour un contre-projet. Tous
deux poursuivaient le même but.

Malheureusement l'esprit de réforme qui
avait inspiré et qui allait faire voter une loi
de progrès fut comme toujours étouffé par
les passions. Entre M. de Melun et M. Rous-

sel, qui auraient donné à la France une
législation efficace, se jeta un parti qui
attaquait sous toutes les formes le droit de
propriété et qui, heureux de dénoncer un de
ses abus, voulait faire de la loi nouvelle un
programme de vengeance et une arme de
combat. Effrayés de ces menaces, les défen-
seurs de la propriété se rejetèrent en arrière
et le débat sur les logements insalubres, au
lieu d'être le signal d'une réforme féconde,
donna naissance à une loi que, depuis cin-
quante ans, tous les gouvernements et tous
les partis s'accordent à juger impuissante.

Quand on relit la discussion de l'Assemblée
législative, on demeure frappé de la perspi-
cacité de Théophile Roussel : il avait vu
juste. Les commissions locales d'hygiène
venaient d'être créées; il voulait y rattacher le
fonctionnement de la loi nouvelle; ayant le
culte de la science médicale, sachant que ses
confrères partageaient sa foi, il entendait les
associer à l'action municipale. Le projet se
bornait à concéder aux conseils communaux

la faculté d'organiser une commission des logements insalubres. C'est sur ce point qu'il fit porter tout son effort. Il voulait que le Conseil municipal fût tenu d'organiser une commission permanente et d'y faire entrer deux membres de la commission d'hygiène. « Avec la loi projetée, disait-il, vous ne faites rien. Personne ne saisira le Conseil municipal ; la question ne sera pas même discutée. Tout le monde sait quelle est l'apathie des municipalités. Avec la faculté de faire ou de ne rien faire, il y a certitude que rien ne sera fait. »

La prévision était terrible et précise. Quelle n'eût pas été la surprise de ceux qui lui opposaient des démentis, s'ils avaient pu savoir qu'un demi-siècle après le vote de la loi, sur les 36000 communes de France, vingt à peine compteraient des commissions recherchant et réformant les logements insalubres ! Tant il est vrai qu'il n'y a pas une loi viable si le législateur ne confie pas la mission de l'appliquer à ceux qui ont foi en elle.

Dès le début de sa vie parlementaire, Théophile Roussel n'a qu'une pensée : ramener toutes les solutions vers les principes d'hygiène morale èt sociale qu'il a conçus. Qu'il observe ou qu'il critique, qu'il écrive ou qu'il discute, c'est toujours le médecin qui agit et qui parle. Il se souvient de la discipline et des méthodes des salles d'hôpital. Il n'hésite pas à porter sur la société un diagnostic sévère, et comme il est convaincu qu'elle est guérissable, il voudrait l'organiser avec la symétrie bien ordonnée d'une vaste clinique. Ses observations sont trop précises pour qu'il risque de verser dans les chimères. Il a vu l'homme de près ; il le connaît ; ayant vécu à la campagne en contact avec les paysans, il sait les difficultés de la vie, en a mesuré les problèmes. Législateur, il se garde des utopies et veut que ses études aboutissent à des résultats pratiques.

Le coup d'État mit un terme à ses projets ou plutôt ajourna de dix-neuf ans ses espé-

rances. Sa longue retraite sous l'Empire fut
digne, persévérante et laborieuse. Il avait
contracté un mariage devant assurer à
jamais le bonheur de son foyer, il partageait
sa vie entre Paris et la Lozère; l'acquisition
d'une petite terre dans la commune où il
était né, l'intérêt toujours renouvelé d'une
propriété à créer et d'une demeure à cons-
truire, l'affection de ses compatriotes qui
l'envoyaient au Conseil municipal, puis au
Conseil général, la présidence de la Société
d'agriculture avaient resserré les liens qui
l'attachaient à son pays natal. Après les travaux et les recherches poursuivis à Paris, il
venait s'y reposer pendant de longs mois.
Continuant dans toutes les directions ses
études, revisant avec patience ses manuscrits,
il poursuivait et étendait considérablement
ses recherches sur la pellagre, remportait en
1865 un nouveau prix à l'Académie des
Sciences et publiait un traité qui devint clas-
sique. Il aimait passionnément les voyages
et rapportait de chacun d'eux des observa-

tions précises, des souvenirs, des notes qu'il classait et qui venaient ajouter à ses réflexions des trésors d'expérience. Il visita successivement toute l'Europe, fit des séjours prolongés en Italie, dont il aimait autant la littérature que les arts; il se reposait des recherches scientifiques en récitant de longs passages du Dante qu'il savait par cœur. Il touchait à la vieillesse, lorsqu'il partit pour les États-Unis, d'où il rapportait des observations de tous genres : peu d'années avant sa mort, forcé de se rendre aux eaux de Wiesbaden, il apprenait l'allemand pour mieux jouir de Gœthe et de Schiller. Cette curiosité universelle pour tout ce qui était beau et vrai n'absorbait pas sa pensée : son cœur était toujours porté vers les petits et les humbles. Revenant dans ses montagnes, Théophile Roussel était aussi attentif aux sollicitations, aussi soucieux des doléances locales que s'il n'avait jamais quitté la Lozère.

Ni la diversité de ses études, ni même le

désir de rendre plus de services à ses compatriotes ne le détournèrent de ses convic-
tions libérales. Il jugeait sévèrement les
mœurs de son temps. « Je cherche à me
consoler, écrivait-il en 1868 à son ami,
M. Doniol, en pensant que tout ce qui se
passe prépare une vigoureuse réaction
morale, sans laquelle cette portion française
de l'humanité à laquelle nous appartenons
arrivera bientôt à ne présenter autre chose
que le spectacle de la boue dans le luxe et de
la dégradation dans la splendeur. » L'évolu-
tion de l'Empire en janvier 1870 lui apporta
une lueur d'espoir ; il se sentit désarmé et
l'avouait franchement : « Je suis de ceux,
écrivait-il, qui, sans grande confiance dans
les hommes, voient le mouvement avec
satisfaction et espoir, et ne croient ni au
libéralisme, ni au patriotisme, ni au désintéressement de ceux que ce mouvement a
pour adversaires. » (6 février 1870.)

Il n'eut que trois mois d'espérance : le
plébiscite l'inquiéta, la déclaration de

guerre lui parut une folie ; mais il était trop
patriote pour ne pas se donner tout entier à
la défense nationale. Il réunit autour de lui
et sut grouper tous ceux qui dans la Lozère
se dévouaient à la lutte ; il se rendit dans les
départements voisins pour combiner les
efforts ; il s'agissait de surexciter les
volontés ; hommes de toutes les classes, ravi-
taillement de toutes les sortes, chevaux et
bétails, il fallait tout diriger vers les centres
d'armement. Il alla à Tours, traita ces questions, vit Gambetta « qui passait pour inabor-
dable », entendit de belles paroles, mais
revint le cœur agité de douloureuses prévisions. « Malgré un accueil exceptionnel,
écrit-il, le 27 octobre, je vais partir avec des
impressions tristes et décourageantes. C'est
l'intrigue et un incroyable désordre qui
règnent partout. Nulle part on ne sent autour
de soi l'esprit nouveau dont le souffle seul
peut nous relever et nous régénérer. » Il
traversa ainsi le terrible hiver, le cœur sai-
gnant de toutes nos blessures, n'ayant

d'autre consolation que de souffrir auprès de ceux que, depuis son enfance, il avait appris à aimer : le déchirement incomparable à l'heure des défaites est de se sentir blessé loin de tout ami. Il était au milieu des siens, entouré de toutes les affections publiques et privées; ses concitoyens surent le lui prouver. A l'heure où la parole était rendue au pays, Théophile Roussel fut élu député de la Lozère.

Au lendemain de nos désastres, la France a été gouvernée par une des assemblées les plus honnêtes et les plus réformatrices qu'elle ait connues dans le cours du XIXe siècle. Tout ce qui avait été écarté sous l'Empire se rassemblait avec une sincère volonté de remédier aux abus. Pendant que l'administration, les finances et l'armée, dissoutes par une année d'effroyables misères, étaient réorganisées par celui qui, après avoir écrit l'histoire du Consulat, attachait son nom au relèvement de la France, les membres de l'Assemblée nationale faisaient effort dans toutes les directions pour assurer le progrès de nos lois. Rien n'est plus intéressant dans l'histoire que le spectacle de ces épanouissements d'un peuple, qui, après des années d'impuissance et d'avortements, secoue le régime vieilli qui le paralyse et se réveille en pleine activité de travail et d'espérance. Dans ces renouveaux de la politique, la sève déborde. Les assemblées délibérantes dont on peut dire, suivant les heures, avec une égale justesse, tant de mal et tant de bien, manifestent ces retours de forces avec une puissance incomparable. Organisation départementale et municipale, augmentation des attributions des Conseils généraux, développement de l'instruction publique à tous les degrés, liberté de l'instruction supérieure, liberté d'association, organisation judiciaire, liberté de la presse, réforme pénitentiaire, tous les services publics étaient l'objet de propositions de lois qui devaient aboutir à des réformes ou les préparer. Théophile Roussel

était de ceux qui croyaient à l'efficacité de
la volonté. Dès le début, il déposa plusieurs
propositions. Beaucoup d'autres se découra-
gèrent. Trente ans plus tard, il n'avait perdu
ni la foi aux idées, ni la confiance en l'effort.

Son premier souci fut de proposer à
l'Assemblée de réprimer l'ivresse publique
et de combattre les progrès de l'alcoolisme.
Il poussa un cri d'alarme, montra l'énorme
augmentation de la consommation de l'alcool,
et s'attaqua à l'absinthe, qu'il voulait permettre comme remède et interdire comme
liqueur. Il soutenait que l'absinthe était un
toxique, « le pire des poisons, car il tue
l'homme moral avant l'homme physique; il
enlève d'abord à ses victimes l'usage de la
liberté, supprime la conscience, excite les
impulsions les plus violentes et les plus mau-
vaises, avant de les amener au tombeau[1] ».

Malgré l'avis unanime du Conseil supérieur de santé de l'armée, il ne put faire

1. Discours du 23 mars 1872.

interdire la liqueur, et ne réussit qu'à obtenir la proscription de l'essence d'absinthe.

La loi sur le travail des enfants dans les manufactures le retint plus longtemps et avec plus de succès. Qui ne se souvient du livre intitulé *l'Ouvrier de huit ans*? C'est l'honneur des grands écrivains d'éveiller à ce point l'attention de leur temps qu'ils peuvent en quelques pages frapper un abus et faire naître une loi. Jules Simon, quand il défendit l'enfant, faisait mieux qu'un livre, il dictait au législateur son devoir. N'était-il pas, depuis trop longtemps, méconnu? Il y avait trente ans que les Chambres et le Conseil d'État, les commissions et la presse, tous les organes de l'opinion publique appelaient une réforme; il est vrai qu'elle avait joué de malheur, emportée par chaque révolution : votée par la Chambre des pairs le 21 février 1848, elle sombrait avec la royauté; proposée à la Législative en 1851, elle disparut avec le coup d'État; reprise en 1867 par le Conseil d'État, elle allait être

votée en 1870, lorsque la guerre éclata. On
se plaît à répéter que la tyrannie patronale
empêche les réformes sociales : ce fut un
industriel, M. Ambroise Joubert, qui, aux
applaudissements de l'Assemblée nationale,
proposa de ne permettre l'entrée de l'atelier
qu'à l'enfant de dix ans, de limiter son travail
à six heures et de n'assimiler à l'ouvrier que
l'adolescent de quatorze ans. Cédant aux
plus fâcheuses influences, la commission
proposait que l'enfant de douze ans pût être
employé comme un adulte. Th. Roussel
demanda que la limite fût élevée à quatorze
ans. L'Angleterre ne l'avait-elle pas fixée à
treize ans sans troubler l'essor de son industrie? L'Allemagne n'avait-elle pas préféré
quatorze ans? « Soumettre, disait-il, l'enfant
au-dessous de quatorze ans au travail de
l'adulte, c'est lui interdire de devenir un
homme complet; c'est priver le pays de ce
qui doit faire sa prospérité et sa force...
Admettons qu'en votant mon amendement
vous ayez moins d'enfants à journées pleines,

n'aurez-vous pas bientôt les plus amples compensations? N'aurez-vous pas chaque année moins de réformés sur les tableaux de recensement militaire et plus de bons soldats? Les hôpitaux n'auront-ils pas moins d'infirmes et de malades? Notre société tout entière ne comptera-t-elle pas moins de non-valeurs, moins d'être jetés avant l'âge à sa charge? moins de citoyens inutiles, quand ils ne sont pas dangereux? Ne verrez-vous pas le chiffre de la mortalité baisser et la population française reprendre son mouvement ascensionnel qui semble si déplorablement arrêté[1]?

Malgré l'orateur, l'âge de douze ans fut voté; mais il ne se découragea pas. Le lendemain, il revenait à la charge pour regagner une partie du terrain perdu. D'accord avec un homme de cœur, Max Richard, grand industriel qui employait des centaines d'enfants, Th. Roussel réclama de l'Assemblée

1. Discours du 29 janvier 1873.

une protection spéciale pour les jeunes filles
jusqu'à quatorze ans : en défendant la jeune
fille, il pensait déjà à la mortalité des enfants
issus de mères épuisées; il invoquait à la
fois la loi morale et la loi religieuse et montrait que l'une et l'autre étaient en pleine
harmonie avec les lois mêmes de la nature.
A cet éloquent appel, l'Assemblée se rendit.
Il semblait que la victoire fût définitive. Un
an après, en troisième lecture, malgré les
efforts renouvelés, l'âge de douze ans fut
imposé aux deux sexes. Ce qui aurait découragé une âme moins bien trempée contribua
à accroître la volonté du député; il se promit,
lorsqu'il présenterait lui-même un projet de
loi, de tenir bon et de ne se reposer qu'après
l'entier achèvement de son œuvre.

La protection de l'enfance occupait depuis
longtemps sa pensée. Ses voyages, ses études,
ce qu'il avait vu dans les villes, ce qu'il
avait observé de près à la campagne lui
avaient révélé l'étendue du mal. En 1873, il
déposait une proposition suivie quelques

mois plus tard d'un rapport tellement complet, appuyé sur des documents si décisifs,
qu'il fut bientôt évident que l'auteur avait
gagné sa cause devant l'opinion. Il montrait
les chances de mort qui menaçaient l'enfant
du premier âge, les évaluations de nos sta-
tisticiens oscillant entre 100 et 120,000 nour-
rissons périssant de misère ou de faim
chaque année, les enfants des grandes villes
mourant faute d'air ou de lait maternel, plus
de 50 p. 100 des nouveau-nés de Paris envoyés
à la campagne s'éteignant avant d'atteindre
leur première année, dans quelques départements la mortalité montant à 70 et 80 p. 100,
tandis que parmi les jeunes enfants nourris
par leur mère en pleine vie rurale, il n'en
disparaissait que 10 à 13 p. 100. Tous ces faits
habilement groupés, classés avec méthode,
attestés par les rapports à l'Académie des
Sciences, par des discussions de l'Académie
de Médecine, ne pouvaient être révoqués en
doute. Comment demeurer sourd à ce cri
d'alarme! A l'heure où la France était mutilée,

c \ nous portions le deuil des provinces qui
lui avaient été arrachées, apparaissait une
blessure inconnue par laquelle son sang
s'échappait. C'était à ceux qui avaient entre-
pris de la guérir qu'il appartenait d'appliquer
le remède. Une loi était nécessaire. Théophile Roussel rendait hommage à d'admira-
bles sociétés privées qui avaient réalisé des
merveilles. Il rappelait la Société de charité
maternelle fondée par Marie-Antoinette avec
ses soixante-seize groupes multipliant leurs
bienfaits, les crèches sauvant depuis Marbeau
des milliers d'enfants, la Société protectrice
de l'enfance étendant son action et suscitant
partout l'émulation des médecins de campagne, et toutes ces œuvres travaillant, avec
le corps médical, à propager le seul moyen
de salut, l'unique remède qui pouvait arra-
cher ces cent mille existences à la mort.
Tout son rapport n'est qu'un long plaidoyer
en faveur de l'allaitement maternel destiné
à remettre en honneur ce que la nature
enseigne, ce que le luxe étouffe, et ce que la

raison doit faire renaître; il aimait à appeler
l'histoire au secours de sa pensée. Je n'ose-
rais pas garantir la parfaite exactitude de
son érudition, lorsqu'il affirme que de toute
la série des reines depuis la femme d'Hugues
Capet, une seule a allaité ses enfants : c'était
Blanche de Castille, et il n'ajoute pas —
mais il le pense — qu'elle a contribué ainsi
à faire de son fils aîné un grand roi et un
saint.

Sur tous les points, l'enquête préparatoire
était lumineuse. Il aurait fallu désespérer —
je ne dis pas du bon sens des hommes —
mais de leur aptitude à discerner clairement
leurs intérêts immédiats, s'ils n'avaient pas
reconnu la nécessité de combler au plus tôt
cette lacune de nos lois.

Mais comment redresser les abus de l'industrie nourricière sans autoriser une inter-
vention de l'État taquine et excessive? C'est
le problème que posent en notre temps toutes
nos lois sociales, problème obsédant qui met
aux prises les intérêts généraux et le respect

de l'initiative privée. Au degré où est parvenue notre civilisation, il n'y a pas de plus grande querelle.

Je ne sais s'il se rencontre un pays où la question soit plus difficile à résoudre. Notre goût des solutions logiques met obstacle aux transactions, en les dédaignant. Les uns, le regard fixé sur la société, sur son organisme, ses besoins et ses droits, veulent tout y rattacher, persuadés que, seul, l'intérêt général est sacré, que l'homme est entré, en naissant, dans une armée où il n'a qu'une valeur numérique, où il est encadré, où il doit attendre d'autrui son rôle, son devoir et son sort; croyant peu à l'éducation, ayant un grand mépris de l'homme et fort peu de souci de la famille, ils en arrivent, par une pente naturelle, à se convaincre que les obligations légales sont sans limites.

Les autres, partant de l'individu, de ses facultés et de ses droits, y ramènent tout, voulant étendre le domaine de sa liberté, n'admettant pas que, sous aucun prétexte,

la loi qui peut le punir, puisse jamais le
contraindre à agir, convaincus qu'il ne réali-
sera ce dont il est capable que si dès l'enfance, dès la jeunesse, l'éducation de l'adolescent, comme celle du citoyen, est dirigée
vers l'action par un incessant exercice de
la responsabilité; ils croient à la volonté,
aux initiatives spontanées, et, comme l'enfant apprend mieux l'équilibre par les
chutes que par les lisières, ils veulent que
l'homme apprenne à se guider non en obéis-
sant aveuglément à des règlements légaux,
mais par le libre exercice d'une expérience
qui l'éclaire et le mûrit. Th. Roussel était
fidèle à la liberté : il n'entendait pas
demander à l'État de remplacer les initiatives, mais de les stimuler.

Telle est l'idée d'où découle tout le projet :
il tenait compte des réalités, il était sage et
pouvait être efficace. Un esprit moins obser-
vateur et moins souple aurait soumis à un
plan systématique toute l'industrie des nourrices ; il se borna à organiser fortement l'ins-

pection, qui était, selon lui, l'instrument
naturel de la puissance publique. A côté de
ce rôle dévolu à l'État, il créait toute une
hiérarchie de commissions locales et de
comités : les mères de famille, dans la commune, visitaient les nourrices; au chef-lieu
du département, un heureux accord de
l'Assistance publique et de la bienfaisance
privée réunissait dans un Comité, auprès des
inspecteurs et des médecins du Conseil
d'hygiène, les membres des Sociétés de charité, et à Paris, le Comité supérieur compre-
nait en nombre égal des fonctionnaires et les
représentants de l'Académie de Médecine,
de la Société protectrice de l'enfance, des
Sociétés de charité maternelle et de la
Société des crèches. Pour la première fois
le législateur conférait à des Sociétés privées
une mission officielle en inscrivant leur nom
dans un texte législatif.

La loi sur la protection de l'enfance fut
votée le 23 décembre 1874. Elle avait traversé les trois délibérations sans échec,

grâce à celui qui avait eu l'honneur de con-
cevoir et de défendre le projet. Le jour où
avait lieu la promulgation, la reconnaissance
du corps médical s'exprimait dans toute la
France en donnant le nom de loi Roussel à
l'acte qui allait sauver des milliers d'enfants.

Il semblait que l'auteur de la loi eût achevé
son œuvre : à ses yeux, elle commençait.
L'inertie des bureaux, la mauvaise volonté
de l'administration, l'inexécution des mesures
légales pendant les premières années auraient
découragé un homme moins tenace et lassé
sa patience. Satisfait de voir les médecins
unanimement favorables, et de sentir qu'avec
leur collaboration active, le succès était
certain, Théophile Roussel multipliait les
correspondances, les démarches et les
voyages; il s'était fait le centre d'une action
puissante qui s'étendait sur un grand nombre
de départements; il allait voir les préfets,
réveillait le zèle des commissions, stimulait
les inspecteurs et ne rentrait à Paris que

pour harceler les ministres : trois ans après
le vote de la loi, il obtenait le premier cré-
dit pour son application. Le Comité supérieur était enfin constitué et Théophile
Roussel adressait en 1880 au ministre de
l'Intérieur le premier des rapports annuels
que prescrivait la loi : exposant les retards
de cinq ans, chef-d'œuvre de bureaucratie
minutieuse, il faisait remarquer qu' « à cette
perte de temps correspondait une perte irré-
parable d'existences humaines ». Et douze
ans après le vote, le ministre de l'Intérieur,
M. Waldeck Rousseau, dans le seul rapport
au Président de la République qui ait paru,
depuis 1874, constatait que dans vingt-quatre
départements, l'inspection médicale n'avait
même pas reçu un commencement d'exécution !

Trente ans se sont écoulés depuis le vote
de la loi qui a été l'honneur de votre confrère. Il est permis de la juger. Tout ce qu'il
attendait des préfectures, des conseils généraux et des commissions, à part quelques

exceptions honorables, a échoué. Ce qu'il
espérait de l'inspection à tous les degrés et
surtout des médecins de campagne a pleine-
ment réussi. Grâce à eux, il a pu voir, avant
de mourir, la décroissance de la mortalité.
Les lois de protection, comme la charité
elle-même, ne valent que par le cœur de ceux
qui se dévouent et par le contact. En prenant
en mains l'exécution de cette loi, en créant
hier encore la « Ligue contre la mortalité
infantile », les médecins ont bien mérité de
la France. A tous les degrés, ils ont compris
leur devoir; les rapports des inspecteurs ont
été adressés chaque année à l'Académie de
Médecine. C'est elle qui, s'inspirant des
généreux sentiments de son secrétaire perpétuel, le docteur Bergeron, et s'acquittant
d'une mission qui ne lui était pas destinée,
présente, chaque année, au gouvernement
un rapport d'ensemble indiquant « les
mesures les plus propres à assurer et à
étendre les bienfaits de la loi ». Digne
exemple des tâches régulières que peut

accomplir un corps savant pour le progrès de la science et pour le soulagement des maux de l'humanité !

Théophile Roussel n'était pas de ceux qui se reposent. La réforme qu'il avait obtenue, loin de ralentir son zèle, le stimulait. Il avait vu combien il était difficile de fixer l'attention d'une grande assemblée. Il espérait qu'une Chambre moins nombreuse serait plus active. La Chambre des Députés de 1876 lui causa quelque déception. Aucune œuvre de longue haleine n'était possible. D'ailleurs les esprits étaient absorbés par les émotions politiques. Le député de la Lozère lui-même les partageait. Il protesta avec les 363 contre le renvoi de Jules Simon, et contre la dissolution et fut réélu en octobre 1877. Pendant cette année de luttes, il s'était montré fidèle à sa cause, abandonnant ses études pour des tournées électorales ; il avait hâte de revenir à ses travaux ; mais il aurait voulu être entouré de collègues moins distraits par la politique et plus enclins aux réformes. Aussi

fut-il heureux d'être envoyé au Sénat avec
son ami Eugène de Rozière lors des élections
de janvier 1879. Il rencontrait enfin au
Luxembourg l'atmosphère paisible qu'il avait
souhaitée; il allait poursuivre ses enquêtes
et y associer un petit groupe d'hommes chez
lesquels les luttes politiques n'avaient affaibli
ni la foi au progrès, ni le respect de la liberté.
Il aimait à se rapprocher de M. Jules Simon
qui avait au cœur pour toutes les misères
la même pitié que lui. Il interrogeait les
jurisconsultes pour savoir comment l'adolescent, entouré de la corruption des grandes
villes, pouvait être préservé de la contagion
et sauvé; aux hommes politiques, il demandait ce qu'ils pensaient de l'emprisonnement
et de la correction. Ses questions trouvaient
de l'écho. De tout temps, en notre pays, les
libéraux ont mis leur honneur à montrer en
quel souci ils tenaient tous les problèmes qui
se rattachent au droit de punir.

Raconter ce qui a été tenté sous le Gouvernement de Juillet pour l'amélioration du

régime pénitentiaire serait écrire une page
de l'histoire de notre Compagnie, tant se
lient intimement à ses constantes préoccu-
pations les missions d'Alexis de Tocqueville
et de Gustave de Beaumont, les rapports de
Bérenger de la Drôme, les discussions qui,
dans le sein de l'Académie, étaient les échos
des débats de la Chambre des Députés et de
la Chambre des Pairs. Après vingt-cinq ans
d'oubli, cette étude venait d'être reprise par
un jeune député qui, en proposant la grande
enquête de 1872, s'était montré fidèle à toutes
les traditions du libéralisme et du talent.
Poursuivis avec activité, les travaux de la
Commission étaient déjà avancés lorsque la
dissolution de l'Assemblée nationale risqua
de les compromettre : il fallait les sauver.
Ne pouvait-on pas se grouper pour en assurer
la suite? Telle fut la pensée qui donna naissance à la Société générale des prisons.

Je crois que, parmi les survivants de ceux
qui se trouvaient réunis en juin 1877 dans
le cabinet de M. Dufaure, nul n'a perdu la

mémoire de cette matinée où une vingtaine
d'hommes, venus de tous les points de
l'horizon, s'assemblaient en pleine ardeur
des partis pour accomplir une œuvre supérieure aux partis; malgré la crise du 16 mai,
malgré les violences des polémiques, amis
et adversaires, imposant une trêve aux passions, se groupaient autour d'un chef qui
haïssait la haine et qui mettait bien au-
dessus des succès de la politique l'honneur
qu'il ambitionnait d'accomplir en paix de
grandes réformes. Leur élan attestait leur
dévouement aux idées : magistrats, membres
des Chambres, professeurs ou publicistes,
tous avaient à cœur d'étudier nos codes, afin
d'améliorer enfin, sous ses formes diverses,
la répression pénale.

A peine née, la Société générale des prisons, qui représentait et continuait le noble
mouvement d'études qui avait marqué les
travaux de l'Assemblée nationale, se mit au
travail. Les discussions furent brillantes et
solides. Parmi les plus fécondes fut celle

qu'inaugura Théophile Roussel en lui lisant un rapport sur l'éducation correctionnelle. C'était une étude minutieuse sur les modifications qu'il convenait d'apporter à notre législation concernant les jeunes délinquants. Il ne prétendait pas avoir inventé des idées nouvelles : inspirées par les travaux de l'Assemblée nationale, par les beaux rapports de MM. d'Haussonville et Voisin, toutes ses propositions, longuement discutées et adoptées par la Société des prisons, se transformaient en trois projets de loi que MM. Dufaure, l'amiral Fourichon, Bérenger et Jules Simon déposèrent avec lui sur le bureau du Sénat en 1879 et en 1881.

Parmi les problèmes sociaux si complexes qui se posent en notre temps, il en est peu qui soient plus obscurs et plus troublants que les moyens de punir et d'améliorer l'enfance coupable.

Pendant longtemps, un seul aspect du problème avait été étudié : on ne s'était préoccupé que de l'enfant traduit en justice au-

dessous de seize ans, à cet âge où le Code
pénal laisse aux juges la redoutable mission
de déclarer si le prévenu a agi avec discernement. Toute l'attention était concentrée
sur les jeunes détenus, la peine qui leur
convenait, la maison qui devait leur être
affectée, ainsi que sur les formes de la libé-
ration. On n'envisageait que la question
pénitentiaire. Théophile Roussel, d'accord
avec les esprits les plus profonds de son
temps, s'occupa du problème social. Laissant
de côté l'enfant envoyé en correction, il
remontait à la source du mal, à cette population d'enfants abandonnés qui, dans nos
grandes villes, est la pépinière des prisons;
il écartait, comme une illusion, la pensée
de trouver dans le cadre des réformes de
l'éducation correctionnelle les remèdes appro-
priés à ce désordre croissant de l'enfance
criminelle. Dans sa pensée, il ne s'agissait
plus seulement des 10 000 jeunes détenus
que dénonçaient les statistiques, mais d'un
autre personnel bien plus considérable qu'il

était impossible de dénombrer, qu'on rencontrait dans les masses pauvres des grandes villes, de ces malheureux abandonnés, délaissés, maltraités, la plupart victimes avant d'être coupables, « mais lancés sur cette pente funeste des vices et des crimes où tout autour d'eux les pousse à descendre et où rien ne les retient ». Placé en face de ce mal, Théophile Roussel l'examine avec courage; comme un chirurgien qui sonde une blessure, il pénètre jusqu'au fond de la plaie. Il n'hésite pas à dire que, « depuis un demi-siècle, la partie la moins heureuse des masses urbaines et des populations industrielles semble, sous des influences multiples, dépérir au moral comme au physique; que les sentiments et l'esprit de famille y ont reçu les plus graves atteintes », et, remontant de l'effet à la cause, il attribue « la perversion précoce des enfants à l'indignité des parents ». Il dénonçait « les défaillances et les abus de la puissance paternelle qui, subissant elle-même la plus monstrueuse de toutes les dégradations, devient un pouvoir malfaisant ».

Contre cette immoralité croissante de l'enfance, quelle pouvait être l'action du législateur? Théophile Roussel, d'accord avec ses collègues, avait conçu tout un plan : L'État n'avait rien à faire lorsque la famille remplissait son office; mais si elle trahissait sa mission, si les parents délaissaient l'enfant, si, lui enseignant la mendicité et le vagabondage, ils le préparaient au crime, le législateur avait le devoir d'intervenir. Les enfants matériellement ou moralement abandonnés étaient placés sous la protection de l'autorité publique. Aux maisons de correction qui recevaient à la fois les victimes et les coupables, étaient substituées deux catégories d'établissemènts portant toutes deux le nom d'écoles : écoles industrielles pour les délaissés, dont on ferait d'honnêtes ouvriers, écoles de réforme pour les enfants qui, recueillis sur la pente du vice, pourraient être sauvés. Séparation féconde qui écarte-

rait toute crainte de corruption et assurerait
l'éducation professionnelle sans flétrissure;
le législateur ne doit pas seulement examiner les faits; il doit tenir compte des
préjugés; nul doute que la méfiance des
tribunaux, la défiance injuste de l'opinion
publique excitée par les romanciers contre
les colonies pénitentiaires n'aient contribué
à l'échec des lois; en rendant confiance aux
juges, la législation sur l'enfance allait inau-
gurer une ère nouvelle : les magistrats,
rassurés sur les remèdes, placeraient les
enfants avec discernement; armés de droits
que nos Codes avaient eu le tort de leur
refuser, ils auraient le courage d'enlever
aux parents indignes la garde et même la
tutelle, et n'hésiteraient pas à prononcer la
déchéance de la puissance paternelle.

Mais comment créer ces institutions nouvelles? Où trouver les capitaux? Où susciter
l'effort? La partie vraiment originale de son
œuvre était l'appel à l'assistance privée, la
collaboration qu'il attendait de la charité.

« Pour que l'autorité publique, disait-il, soit
en mesure de remplir cette tâche avec les
vues élevées qu'elle exige, sans esprit d'in-
quisition, ni esprit de parti, sans autre sollicitude que l'intérêt des mineurs, il est indis-
pensable qu'elle obtienne partout le concours
et l'appui des forces libres. » Il entendait
que « la loi nouvelle leur fît place et affirmât
leurs droits, en même temps qu'elle les
appelait à rivaliser de zèle avec les adminis-
trations d'assistance ». Il voulait constituer
dans chaque département une organisation
centrale qui exerçât un patronage sur les
mineurs délaissés. Donner ce pouvoir au
représentant du gouvernement, il n'y fallait
pas songer. « Le préfet, disait-il, fonctionnaire
absorbé par des devoirs nombreux, instable
comme la politique dont les exigences le
dominent trop souvent, a besoin d'être
éclairé, soutenu, dirigé au besoin, par les
délibérations d'un comité stable, compétent,
présentant à la société, au gouvernement,
aux familles toutes les garanties nécessaires. »

La composition de ce Comité avait particu-
lièrement éveillé sa sollicitude : aux délégués
des conseils élus, il ajoutait « la magistrature, l'instruction publique, les cultes, l'hygiène publique, l'administration, l'assistance
publique, la charité libre et la bienfaisance
privée ». En réunissant ces divers éléments,
il avait pour but de restreindre, dans les plus
justes limites, les charges de l'Assistance
publique, en stimulant au contraire le plus
possible les secours de la charité. Ce n'était
pas seulement une question de finances : sa
pensée allait au delà. Pour lui, la République
c'était l'essor de toutes les forces libres vers
le progrès, c'était la participation des citoyens
à l'action de l'autorité publique; il regrettait
que cette participation fût si peu entrée dans
nos mœurs; il estimait qu'elle était la condition même des institutions républicaines
et qu'elle devait en suivre, à tous les degrés
et en toute matière, le développement; à ses
yeux, une société n'était vraiment vivante et
forte que si elle avait dans son sein un grand

nombre de citoyens actifs, dévoués à leurs semblables, consacrant leur temps aux efforts de tout genre, comprenant en un mot, dans toute son étendue, le devoir social; il tenait pour funeste à une nation cette politique hargneuse et exclusive, qui fait de l'État un personnage tout-puissant et solitaire, agissant en secret dans le fond des bureaux d'un ministère ou d'une préfecture, promettant aux hommes de faire leur bien sans eux, supprimant les responsabilités, affaiblissant l'effort et aboutissant à créer des œuvres coûteuses et stériles, dont le résultat le plus précis est de rendre inutile l'initiative des citoyens et de ralentir partout leur activité.

M. Théophile Roussel s'attacha à cette réforme pendant plusieurs sessions, ralliant les indécis, convertissant les adversaires, parvenant à convaincre dans les commissions la majorité de ses collègues. Le rapport qu'il déposa en 1882 demeure un modèle : il était si complet, accompagné de documents si nouveaux, d'études si exactes sur les législa-

tions étrangères qu'on put croire un instant
la cause gagnée. Au Sénat, la discussion de
1883 ne démentit pas ces espérances. Elle
rencontrait un écueil : les débats sur la question religieuse; grâce au rapporteur, elle ne
s'y brisa pas. Le projet conférait le droit de
garde des enfants aux maisons qui les éle-
vaient, mettant les établissements libres qui
accepteraient l'inspection sur le même pied
que les établissements de l'État. Or, on ne
pouvait se dissimuler le caractère du personnel qui dirigeait les maisons d'éducation
charitable. « Il faut reconnaître, écrivait un
préfet, que ces établissements à forme religieuse ont le monopole de l'éducation des
déshérités. » Entre les sectaires qui se
défiaient et les établissements libres qui
s'alarmaient de l'inspection, le rapporteur
s'évertuait à calmer les esprits. « L'autorité,
disait-il, n'a pas à se préoccuper du caractère laïque ou ecclésiastique d'un établissement. La direction religieuse échappe à tout
contrôle de sa part; l'autorité doit un respect

absolu aux sentiments des familles à cet
égard. Elle n'a pas à aller au delà ; les principes de la liberté de conscience doivent être
sa règle invariable. »

Il résumait toute sa pensée le jour où, à
la fin de ces débats, il faisait appel à l'union.
« Puissions-nous, disait-il au Sénat, voir
s'établir parmi nous, après le vote de ce
projet, ce concert de toutes les forces sociales
pour assurer l'œuvre de la protection et de
l'éducation de l'enfance abandonnée, délaissée
ou maltraitée. Nous ne réussirons qu'à ce
prix à retirer les meilleurs fruits de ce que
nous appelons notre civilisation. N'oublions
pas que le but, comme l'objet de la civilisation, est dans l'homme lui-même. Nous nous
trompons en la faisant consister dans les
seules découvertes du génie humain, dans
les progrès matériels, dans l'accroissement
des moyens de jouissance, dans l'embellisse-
ment de l'habitation humaine. » « L'essentiel,
disait-il avec force, c'est de faire l'habitant »,
de penser à l'homme moral et à la question

qui domine toutes les autres, à l'éducation,
qu'il voulait professionnelle, morale et religieuse.

Voté en 1883 par le Sénat, négligé pendant cinq ans par la Chambre, le projet, tel
qu'il avait été conçu par M. Roussel, aurait
comblé une grave lacune de notre législation.
Seul, le principe de la déchéance paternelle,
repris par le gouvernement, fut adopté en
1889. En demandant au Sénat d'accueillir
ce fragment de son œuvre, il adjura ses collègues de ne point renoncer aux principes
qu'ils avaient jadis sanctionnés de leurs
votes. Le jour où un Parlement soucieux des
lois utiles qui préparent et assoient la paix
sociale, votera la création des écoles industrielles et des écoles de réforme, où il asso-
ciera fortement dans cette œuvre d'éducation
morale les bonnes volontés trop longtemps
suspectes, employant ainsi pour le bien
public ces sympathies inactives qui sont pour
la société des forces perdues, on se sou-
viendra du nom de Théophile Roussel, de

ses longs efforts, de ses conceptions géné-
reuses, de ses espérances et de ses regrets.

Ni la mortalité infantile, ni la jeunesse
coupable n'avaient absorbé l'activité législative du sénateur de la Lozère. Le médecin
avait vu d'autres maux et le législateur avait
l'ambition de les guérir. Dès 1872, il avait
présenté une proposition de loi sur les aliénés
avec MM. Jozon et Desjardins; il ne cessa
de s'occuper de cette question, et quand, en
1882, le Sénat fut saisi d'un projet par le
gouvernement, la Commission le choisit
comme rapporteur : il fut l'âme de ses travaux qui se prolongèrent au delà des limites
accoutumées. Pendant deux ans, M. Roussel
se livra à un travail acharné. Tous les documents étaient rassemblés; tout avait été
remis au rapporteur; il semblait que rien ne
lui manquât. Il voulut plus; les comptes
rendus ne lui suffisaient pas. Il se rendit en
Angleterre, en Belgique, en Hollande, en
Suisse, afin de voir par lui-même les résultats produits par les législations étrangères.

A son rapport général il ajouta des notes
détaillées rédigées par ses collègues et par
lui-même; il y joignit les renseignements les
plus variés, offrant ainsi au Parlement,
comme il l'avait fait pour l'enfance abandonnée, un ensemble d'éclaircissements qui,
avant tout débat, devait projeter une lumière
décisive. En présence de ces publications
savantes et complètes, nul au Sénat ne pouvait nier qu'il était maître en l'art de faire
des enquêtes.

Peu de sujets avaient eu le don d'éveiller
plus vivement l'attention publique. La loi
sur les aliénés avait été accusée pendant une
quinzaine d'années des pires méfaits; c'est le
sort de toutes les lois qui touchent à la liberté
individuelle, quand la tribune et la presse
sont muettes : du silence universel naît la
méfiance. On voulut reviser de près les textes;
on ne tarda pas à voir que la loi de 1838,
dans son ensemble, était bonne, qu'à l'époque
où elle avait été votée, elle constituait la plus
belle législation sur les aliénés qu'il y eût

en Europe. Commissions, rapporteurs et orateurs lui rendirent un éclatant et tardif hommage; mais elle comportait des retouches et des additions. Il fallait organiser un contrôle, fortifier l'inspection, étendre la mission des magistrats, créer une commission permanente, et surtout mettre ordre aux sorties prématurées des malades qui, en plein accès de démence, avaient commis des crimes. En tout pays, les aliénés criminels, même guéris, étaient conservés pendant un long temps en surveillance avant de rentrer libres dans la société où leur présence était un danger. En France, faute de loi spéciale, les médecins étaient obligés de congédier, dès qu'il était guéri, l'aliéné qui, dans une crise, avait commis un meurtre, quelques semaines auparavant. Le péril s'augmentait d'année en année dans une société où il semble que rien n'arrête le flot montant de l'alcoolisme.

Sur tous ces points, les réformes étaient précises et devaient être efficaces. Les pouvoirs donnés à la magistrature établissaient

au profit de la société comme au profit de
l'individu une protection. Le rapporteur
n'avait pas de peine à éveiller l'attention de
ses collègues, quand il leur rappelait que le
nombre des aliénés évalué à 15 000 sous la
Restauration, dépassait 100 000. La discussion commencée en 1886 fut sérieuse : deux
délibérations y furent consacrées. Le 10 mars
1887, le Sénat votait un projet approuvé par
les juges les plus compétents. Mais à quoi
devaient servir tant d'efforts? M. Th. Roussel
vécut assez longtemps pour constater l'oubli
universel. Dix-sept ans se sont déjà écoulés
sans que ce projet ait été mis à l'étude par
la Chambre des Députés. L'unanimité des
hommes de science, magistrats, professeurs,
jurisconsultes appelant de leurs vœux les
mesures protectrices qu'il avait conçues,
était un hommage qui le touchait, mais une
faible consolation pour celui qui avait eu à
cœur, non de se livrer à une vaine manifestation, mais de rendre service à son pays, en
comblant une lacune de nos lois.

Il fut plus heureux en menant à son terme l'établissement, en France, de l'Assistance médicale gratuite. Cette réforme avait suscité les controverses les plus vives. Était-ce une dette de la société? Etait-ce, au contraire, une chimère ruineuse? Pendant que les partisans des deux opinions échangeaient les affirmations et disputaient sur les chiffres, dans certains départements le service s'était organisé; la loi s'étant fait attendre, les mœurs l'avaient peu à peu devancée. Il semblait que le législateur, ne sachant prendre un parti, refusât de s'en occuper. Aucune question ne démontre mieux la vaillante ténacité de notre confrère. Il consacra vingt et un ans d'efforts à faire triompher une réforme qu'il tenait pour essentielle.

Proposée en 1872 à l'Assemblée nationale, votée en 1875 en première lecture, présentée de nouveau en avril 1876, l'assistance médicale soutenue par le même champion était votée par la Chambre en 1877 et définitivement acceptée par le Sénat en 1893.

Quand M. Roussel déposait son rapport au Sénat, 44 départements avaient organisé sous l'empire de la nécessité une sorte d'embryon d'assistance médicale. La loi avait pour objet de créer une organisation obligatoire et d'établir entre la commune, le département et l'État une association des forces budgétaires en vue de subvenir aux dépenses. Les appréhensions étaient très vives. A quels chiffres se trouverait-on entraîné? On parlait de vingt millions. M. Théophile Roussel rassura le Sénat. L'événement a démenti les prévisions pessimistes. Sans dépenses excessives, la loi a pourvu aux besoins les plus pressants et fait en sorte que l'assistance d'un médecin ne manquât à aucun indigent de France.

Les assemblées, même les moins laborieuses, éprouvent de l'admiration pour ceux qui travaillent. Le Sénat, qui comptait dans son sein beaucoup de membres dévoués à leur tâche, entourait de respect Théophile Roussel. Bien qu'il appartînt à un parti et

qu'il lui fût très fidèle, devant lui l'esprit de
parti se taisait. Il avait tout naturellement
pris une fonction : il était prêt à défendre
tous les malheureux, tous les faibles et Jules
Simon, auquel appartenait depuis tant d'années cette noble clientèle des souffrances
humaines, se plaisait à dire que son collègue
de la Lozère avait une charge que personne
ne pouvait lui enlever. Il ne s'attachait pas
seulement à poursuivre, à travers tous les
obstacles, le succès des propositions qu'il
avait déposées, il demeurait fidèle aux causes
qu'il avait fait triompher et veillait à assurer
leur victoire pour la rendre définitive. Son
activité était prodigieuse, songeant à tout,
se portant sur tout, ne repoussant aucune
demande, aimant à rendre service, disposé
par une pente naturelle à s'intéresser aux
hommes comme aux œuvres.

Des réformes si patiemment obtenues, une
volonté si tenace au service des plus grandes
causes, un tel ensemble de qualités devaient
attirer l'attention de l'Académie. En 1891, à

la mort de M. de Pressensé, vous avez appelé
Théophile Roussel parmi vous et il alla
retrouver dans la Section de morale l'auteur
de l'*Ouvrière* et du *Devoir* qu'il était digne
de comprendre et d'aimer. En entrant dans
votre Compagnie, sans lutte, et pour ainsi
dire de plain-pied, il avait goûté une des
joies les plus pures de sa vie; il devait être
assidu à nos travaux en se sentant à l'aise
au milieu de confrères ayant comme lui le
goût des études désintéressées au service du
bien public.

Il ne faut pas trop médire des hommes. Si
les vulgaires profits sont accaparés par l'au-
dace et l'ambition, il est des honneurs qui,
quoi qu'on en dise, vont, tôt ou tard, à ceux
qui les méritent. Il était devenu, naturellement, sans l'avoir cherché, président du
Conseil général de la Lozère, parce que nul
n'avait rendu plus de services à son département. Dans les Conseils où il siégeait à
Paris, son assiduité, sa disposition à accepter
toutes les charges, l'influence dont il jouis-

sait dans les Chambres, l'avaient élevé éga-
lement au premier rang; non seulement le
Comité supérieur de protection des enfants
du premier âge l'avait appelé à diriger des
travaux dont il avait le premier conçu le
plan, mais le Conseil supérieur de l'Assistance publique et, peu après, le Conseil supérieur des prisons le portèrent à la présidence.
Il suffisait à toutes ces tâches, s'en acquittant
avec conscience et conservant parmi des travaux si divers, qui auraient écrasé un homme
moins actif, toute sa liberté d'esprit.

Un jour vint où ses collègues, ses amis,
les membres de ses divers conseils, des compatriotes de la Lozère, ceux qui le respec-
taient ainsi que ceux qu'il avait obligés, con-
çurent la pensée de rendre un hommage
public à cet homme qui avait traversé la vie
en faisant le bien; il s'agissait de fêter ses
quatre-vingts ans. La cérémonie devait être
intime; mais quand on eut fait le dénombre-
ment des adhésions, on s'aperçut qu'il fallait
en changer le caractère. Vous n'avez pas

oublié, Messieurs, la cérémonie à laquelle
vous avez pris part, à la Sorbonne, le
20 décembre 1896, lorsque les députations
des Sociétés savantes de Paris, unies aux
Conseils qu'il présidait, aux délégués de
toutes les communes de son pays d'origine,
vinrent s'incliner devant notre confrère et
le remercier des services qu'il leur avait
rendus. Vous vous rappelez les discours
émus qu'inspiraient la reconnaissance et la
plus sincère confraternité.

Plus d'un d'entre vous avait gardé la
mémoire d'une autre fête, donnée au monde
entier, dans cette même salle, pour le jubilé
de Pasteur : ce jour-là, les savants venus
de toutes les parties de l'univers civilisé
avaient rendu hommage au génie. A cette
séance incomparable de 1892 rien ne pouvait
ressembler.

Ce fut l'honneur de Théophile Roussel de
prononcer, au milieu de ce concours fait
pour exciter l'orgueil et troubler la tête la
plus froide, des paroles de modestie : il avait,

comme les cœurs simples et grands, la mesure de ce qu'il était. Son langage, au sein de ce triomphe, est l'image de son caractère : elle le peint tout entier. Il ne veut pas que ce soit la fête d'un homme; il n'hésite pas à dire qu'elle serait hors de toute proportion avec son œuvre et ses services; il rassemble tout ce qui a été fait de son temps en faveur des enfants et des mineurs; il montre le sentiment commun qui a réuni dans ce grand amphithéâtre de la Sorbonne tant de cœurs généreux; il veut que les auditeurs n'emportent de cette manifestation qu'un souvenir, le sentiment d'un devoir, la protection envers l'enfance malheureuse.

Théophile Roussel, au lendemain de la manifestation qui avait marqué ses quatre-vingts ans, se remettait au travail : il était effrayé de ce qu'il lui restait à faire. Lui, qui se défendait du pessimisme, comme d'un aveu d'impuissance, il était forcé de reconnaître que, pour fixer l'attention des hommes, leur montrer la nécessité d'une réforme et déterminer leur volonté, il fallait un effort constant. Il se demandait parfois si la vieillesse dont il entendait sonner l'heure, lui laisserait le temps et la force de transformer en lois les propositions qu'il avait conçues. Il voyait naître les projets au Conseil supérieur d'assistance, il les suivait au Sénat dans les commissions qu'il était toujours chargé de présider; parfois encore il faisait un choix et acceptait la charge de rapporteur.

La réforme des Enfants assistés, étudiée par lui depuis si longtemps, fut exposée dans un de ces rapports étendus et savants qui avaient fait l'admiration de ses collègues.

Règlements, décrets, circulaires, depuis les premiers efforts de Larochefoucauld-Liancourt et les décrets impériaux de 1811, il avait tout rassemblé : il n'hésitait pas à prendre un parti sur la terrible question d'où dépendait la vie de milliers d'enfants : l'abandon par la mère désespérée devait-il être permis? Théophile Roussel défendit l'admission « à bureau ouvert » qui sauvait l'enfant, protégeait la mère contre elle-même, et respectait scrupuleusement le secret. Fidèle à la pensée qu'il poursuivait depuis un quart de siècle, il souhaitait que la loi nouvelle ne bornât pas ses bienfaits à ceux que le langage populaire appelait enfants trouvés. Il voulait que le même texte étendît la protection légale à toutes les catégories de mineurs privés de leurs familles par la mort, l'indignité ou l'abandon. Il reprenait ainsi la loi qu'il n'était pas parvenu à faire voter en 1889, donnant à son œuvre qu'il ne devait pas voir achevée l'unité qu'il avait rêvée.

Cet effort fut le dernier acte public de son activité législative. Il continua à présider les commissions du Sénat et les conseils dont il était l'âme, mais il s'interdit de monter à la tribune. Il se rendait compte qu'il avait encore la force de discuter dans le sein d'une réunion peu nombreuse; il était exact au Sénat et à l'Académie; il vivait entouré d'amis qui consultaient son expérience, certains qu'elle ne serait point en défaut; son visage était souriant; on sentait que jamais il n'avait repoussé personne; pourquoi se serait-il montré dur pour autrui, lui qui se plaisait à répéter qu'il avait été gâté par la vie? Le bonheur que reçoit l'homme est une dette qu'il doit payer en bienveillance et en bonté. Tant qu'il est heureux, quoi de plus facile! mais quel mérite, si la sérénité survit au bonheur évanoui! M. Th. Roussel, que la douleur avait si longtemps épargné, reçut coup sur coup les atteintes les plus cruelles. Il perdit une petite-fille, puis sa femme, dont le charme et l'affection avaient accompagné sa vie. Appuyé sur sa fille et sur ses petits-enfants qui l'entouraient des plus tendres soins, il n'abandonnait aucune des causes qui lui avaient été chères; son caractère demeurait ferme et doux, supportant la tristesse sans aigreur, la maladie sans irritation, voyant venir de loin le déclin des forces avec le calme d'une philosophie sereine.

Dès l'année 1902, il dut renoncer à sa vie

active. Ceux qui ont beaucoup pensé aux souffrances humaines, qui les ont vues de près, qui ont employé leur vie à les soulager, qui en ont en vain sondé les problèmes, non seulement avec leur esprit, mais avec leur cœur, sont plus disposés à recevoir les mystérieuses consolations qui sont la force de l'âme. Les enseignements de sa jeunesse, les souvenirs de sa mère, les pieuses croyances de ceux qu'il avait aimés, reparurent dans sa pensée comme le cortège naturel qui devait accompagner son dernier voyage. Il s'y prépara en pleine connaissance pendant plus d'une année, étonnant les siens par sa douceur envers la mort, pensant à ses montagnes de la Lozère, souhaitant que son suprême regard pût encore se reposer sur elles. Cette dernière joie lui fut donnée. Il mourut ainsi dans son pays natal, dans la maison qu'il avait créée et à laquelle tant de liens l'attachaient, au milieu des siens, avec la conscience en paix, en pensant qu'il n'avait usé les forces d'une longue vie qu'à

sauver des milliers d'existences, à chercher
tous les moyens de faire un peu de bien aux
hommes, en les préservant contre eux-mêmes,
en luttant contre leur corruption, contre
leurs vices, en ne se servant de la puissance
publique que pour porter remède aux maux
de l'humanité.

THÉOPHILE ROUSSEL

SA VIE

1816.	27 juillet.	Sa naissance.
1834.	Novembre.	Étudiant en médecine.
1841.	30 juillet.	Lauréat de l'Académie des Inscriptions et Belles-Lettres.
1842.	Avril.	Interne et lauréat des hôpitaux de Paris.
1845.	17 mai.	Docteur en médecine.
1847.		Mission en Espagne.
1849.	Mai.	Élu représentant de la Lozère à l'Assemblée Législative.
1871.	Février.	Élu député de la Lozère à l'Assemblée Nationale.
1872.		Membre de l'Académie de Médecine.
1876.	Février.	Élu député de la Lozère.

1877.	Octobre.	Réélu.
1879.	Janvier.	Élu sénateur de la Lozère.
1888.	Janvier.	Réélu.
1891.	12 décembre.	Élu membre de l'Académie des Sciences Morales et Politiques.
1896.	20 décembre.	Jubilé de ses quatre-vingts ans, à la Sorbonne.
1897.	Janvier.	Réélu sénateur.
1903.	27 septembre.	Sa mort à Orfeuillette (Lozère).

SES ŒUVRES

1. Histoire d'un cas de pellagre observé à l'hôpital Saint-Louis. *Revue médicale* et imp. Maquet et Hauquelin, 1842.

2. De la pellagre, de son origine, de ses progrès, de son existence en France, de ses causés et de son traitement curatif et préservatif. 1 vol. in-8°, 379 p. Librairie de l'Encyclographie médicale, 1845.

3. Recherches sur les maladies des ouvriers employés à la fabrication des allumettes chimiques. *Revue médicale*, 1846.

4. Manuel pour la fabrication des allumettes chimiques.... *des dangers inhérents à cette fabrication, des accidents et des maladies qu'elle produit.* Paris, Manuel Roret, in-12, 1847.

5. Lettres médicales sur les départements pyrénéens et sur l'Espagne. *Géographie et topo-*

graphie médicales, démographie, anthropologie et en particulier étude sur les Gitanos de Séville. Série de 22 lettres publiées dans l'*Union médicale*, 1847, 1848.

6. **De l'identité du « Mal de la Rosa des Asturies » et de la Pellagre.** Mémoire couronné par l'Académie des Sciences, 1840.

7. **Histoire de la vie et du pontificat d'Urbain V et des fondations de ce pontife en France.** Ce mémoire, couronné le 30 juillet 1841 par l'Académie des Inscriptions et Belles-Lettres, n'a jamais été publié en entier. Quelques chapitres ont paru dans le *Bulletin de la Société d'Agriculture, Industrie, Science et Arts de la Lozère,* 1854 à 1856.

8. **Traité de la pellagre et des pseudo-pellagres.** Paris, Baillière, in-8°, 656 p., 1866 (ouvrage couronné le 6 fév. 1865 par l'Académie des Sciences).

9. **De l'éducation correctionnelle et de l'éducation préventive.** *Étude sur les modifications à apporter à notre législation concernant les jeunes détenus et les mineurs abandonnés ou maltraités.* Paris, in-8°, Chaix, 1879.

10. **Les Cagots, leur origine, leur postérité et la lèpre.** Paris, in-8°, Masson, 1892.

11. **Discours prononcé à Reims le 23 décembre 1894 pour la distribution des prix de vertu.** Reims, Maquin, in-8°, 1895.

12. **Discours prononcé le 20 décembre 1896, lors** du jubilé de ses quatre-vingts ans à la Sorbonne. In-4°, 1897.

TRAVAUX PARLEMENTAIRES

1. **Contre-projet opposé au projet du gouvernement,** 8 février 1850. Discussion de la loi du 13 avril 1850 sur les logements insalubres.

2. **Proposition de loi tendant à réprimer l'ivresse publique et à combattre les progrès de l'alcoolisme,** 16 août 1871.

3. **Proposition de loi ayant pour objet l'organisation de l'assistance médicale dans les campagnes et dans les localités dépourvues d'un service public de secours médicaux pour les indigents,** 9 juillet 1872, votée en première lecture en 1875. Présentée de nouveau en 1876.

4. **Révision de la loi du 30 juin 1838 sur les aliénés.** Proposition de loi, 25 juillet 1872.

5. **Protection des enfants du premier âge.** Proposition présentée le 24 mars 1873. Rapport le 9 juin 1874.

6. Proposition ayant pour objet l'assistance médicale dans les campagnes. Chambre des
   députés, 8 avril 1876.

7. Revision de la législation concernant les
   mineurs de seize ans et les jeunes détenus.
   Proposition au Sénat, 28 juillet 1879.

8. Rapport au ministre de l'intérieur au nom du
   Comité supérieur de protection des enfants
   de premier âge, 17 avril 1880.

9. Protection des enfants abandonnés, délaissés
   et maltraités. Proposition, 27 janvier 1881.
   Rapport, 16 juin 1881.
   Rapport au nom de la commission du Sénat,
   juillet 1882, 1 vol. in-4°.
   Rapport sur les résultats de l'enquête concernant les orphelinats et autres établissements
   de charité consacrés à l'enfance, 1 vol. in-4°.
   Notes sur la protection des enfants, abandonnés, délaissés et maltraités en différents
   États d'Europe et d'Amérique.
   Rapport à la commission instituée au ministère de la justice pour étudier les disposi-
   tions à proposer aux chambres relativement
   aux cas de déchéance de la puissance paternelle à raison d'indignité, ainsi qu'à la situa-
   tion légale des enfants indigents ou abandonnés.

10. **Loi des aliénés.** Rapport présenté au Sénat sur le projet de loi portant revision de la loi du 30 juin 1838, 20 mai 1884, 1 vol. in-4° (460 p.), 1884.

Notes et documents concernant la législation française et les législations étrangères sur les aliénés. In-4° (862 p.), 1884.

11. **Rapport sur le programme des questions qui doivent être comprises dans la nouvelle enquête parlementaire sur les alcools et l'alcoolisme.** Sénat, 8 juillet 1886.

12. **Rapport sur la proposition ayant pour objet l'institution d'un prix au profit de la personne qui découvrira un moyen pratique et usuel de déterminer, dans les spiritueux, la présence et la quantité de substances autres que l'alcool chimiquement pur.** Sénat, 18 octobre 1886.

13. **Rapport présenté au Sénat sur le projet de loi ayant pour objet la protection des enfants maltraités ou moralement abandonnés** (juin 1889).

14. **Rapport sur l'Assistance médicale gratuite.** Sénat, 10 mars 1893.

15. **Rapport sur le service des enfants assistés, fait au nom de la commission du Sénat chargée**

d'examiner le projet de loi présenté en 1892. Séance du 8 juillet 1898. Paris. Imp. du Sénat, in-4°, 275 p. Annexes CLXXXVIII, 1899.

TRAVAUX ACADÉMIQUES

1. **Notice sur M. de Pressensé.** Compte rendu de l'Académie, 1894, p. 447, 540, 542.

2. **Les condamnés aliénés et les aliénés criminels,** 1895, I, p. 781, II, p. 94. (Voir pour les divers rapports, présentations et observations la *Table alphabétique* des matières figurant au compte rendu des séances et travaux de l'Académie des sciences morales et politiques, 1901.)

COLLABORATIONS DIVERSES

Revue médicale (1840-1844).

Union médicale (1840-1848).

Courrier français; feuilleton scientifique (1842 à 1847).

Bulletin de la société d'agriculture, sciences et arts de la Lozère (1853-1856).

1423-04. — Coulommiers. Imp. Paul BRODARD. — 2-05.

www.ingramcontent.com/pod-product-compliance
Ingram Content Group UK Ltd.
Pitfield, Milton Keynes, MK11 3LW, UK
UKHW022351070726
13614UKWH00003B/1167